Dr FERRON

MÉDECIN PRINCIPAL DE L'ARMÉE

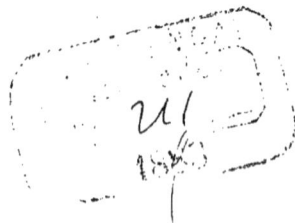

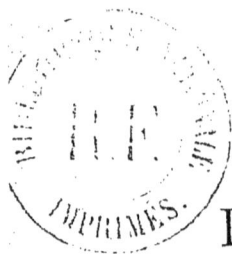

DU TRAITEMENT

DES ABCÈS DU FOIE

OUVERTS DANS

LA CAGE THORACIQUE

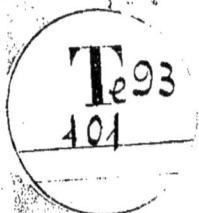

BORDEAUX

IMPRIMERIE G. GOUNOUILHOU

11 — Rue Guiraude — 11

1893

DU TRAITEMENT

DES ABCÈS DU FOIE

OUVERTS DANS

LA CAGE THORACIQUE [1]

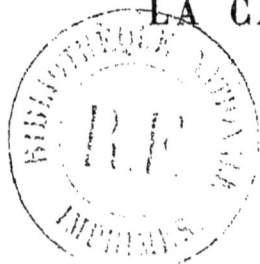

DU TRAITEMENT

DES ABCÈS DU FOIE

OUVERTS DANS

LA CAGE THORACIQUE [1]

———

Le 14 octobre 1885, M. Perrin, médecin inspecteur des armées, voulut bien présenter en mon nom, à l'Académie de Médecine, une observation d'hépatite suppurée traitée par la méthode de Stromeyer-Little. L'officier qui en était le sujet, entré mourant dans mon service, en sortit guéri d'un abcès du foie qui ne contenait pas moins de 2,800 grammes de pus; il est retourné depuis aux colonies, il a été mis à l'ordre du jour au Tonkin pour un fait d'armes, affirmant ainsi sa validité.

J'ai publié, en 1887, dans la *Gazette des Sciences médicales de Bordeaux,* une statistique réunissant quarante-sept observations de collections purulentes hépatiques traitées par la même méthode. Je joins à

(1) Travail envoyé par l'auteur à la Société de Médecine et de Chirurgie de Bordeaux, à l'appui de sa candidature au titre de membre titulaire.

✳

ma présentation de ce jour un exemplaire de cette publication.

Depuis cette époque, de nombreux travaux ont paru sur la même matière; les observations se sont succédé et, tandis qu'en 1873, M. le Dᵣ Mayet, médecin de l'Hôtel-Dieu de Lyon, écrivait : « L'incision simple est le plus mauvais des procédés dans le cas d'abcès profond du foie (1), » en 1891, le Dᵣ Fontan disait, à la Société de Chirurgie de Paris dans la séance du 23 novembre : « L'ouverture large, avec traitement antiseptique, n'est plus en question aujourd'hui. »

Cette affirmation, en opposition formelle avec la première, est basée sur les faits qui sont venus affirmer les avantages de la méthode suivie dans l'Inde, par les médecins anglais, que M. Rochard exposa dans une communication faite à l'Académie de Médecine, en octobre 1880.

Je ne viens pas vous retracer tout ce qui a été publié à ce sujet, mais permettez-moi de vous rappeler quelques travaux écrits depuis la publication de ma statistique.

1° Mai 1887. *Revue de Chirurgie.* — Mémoire du Dᵣ Mabboux. Conclusions : La méthode de Little doit devenir la méthode générale pour le traitement de l'hépatite suppurée.

2° Novembre 1887. *Archives de Médecine militaire.* Dᵣ Ramonet. Modifications à la méthode de Little; à propos d'une observation d'hépatite suppurée.

3° 1887. *Archives de Médecine navale.* — Dᵣˢ Félix Thomas et Gustave Regnaud, à l'hôpital Saint-Mandrié, Toulon. Deux observations d'abcès du foie.

4° Mars 1888. Dᵣ Accolas. Congrès de Chirurgie.

(1) *Contribution clinique à l'étude des abcès du foie.*

5° 1888. Dr Brossier. Thèse de Paris. *Des abcès du foie expectorés*. Il n'accepte l'intervention que dans les cas extrêmes, lorsque le traitement médical et les ponctions sont restées impuissantes.

6° 1889. Rapport de M. Rochard, Académie de Médecine, séance du 25 juin 1889. Sur le travail de M. Chauvel, relatif à quatre abcès du foie traités par l'incision directe.

7° 1889. Grémillon. Thèse de Paris contenant : *a)* 5 observations du Dr Demler; *b)* 1 du Dr Gueschwind; *c)* 2 du Dr Malbot; *d)* 1 du Dr Bassompière; *e)* 4 du Dr Chauvel. Il y est dit : Le lavage et les pansements multiples augmentent la durée du traitement, sans aucun bénéfice pour l'opéré.

8° 1889. *Archives de Médecine navale.* — Dr H. Girard. Hépatite suppurée multiple; évacuation du pus par l'intestin et les bronches; intervention; guérison.

9° 1890. Rapport de M. Chauvel. Société de Chirurgie, août 1890. Drs Barthélémy, médecin principal de la marine, et Bernard, médecin aide-major. Tunis. Sur deux nouveaux cas d'abcès du foie traités par l'incision large.

10° 1890. Dr Bertrand (12 obs.). Relevé statistique des abcès du foie opérés par la méthode de Stromeyer-Little, de 1882 à 1889, dans les hôpitaux de la marine à Toulon.

11° 1890. *Archives de Médecine navale.* — Dr Léo. Deux observations recueillies à l'hôpital maritime de Cherbourg.

12° 1890. Dr M. Hache, professeur de chirurgie à la Faculté de Médecine de Beyrouth. Quatre observations d'abcès du foie traités par l'incision franche. Académie de Médecine, 22 juillet.

13° 1890. D^r Le Dantec. Thèse de M. L'Helgouach.

Observation recueillie à la Nouvelle-Calédonie; guérison après un mois.

14° 1891. Dr Boinet. Appréciation de la méthode de
Stromeyer-Little basée sur l'examen de 78 opérations
qui donnent 60 guérisons. Congrès de Marseille.

15° 1891. *Archives de Médecine navale.* — Drs Léo
et Solland. Deux observations.

16° 1891. Dr Legrand. L'hépatite suppurée à la Nouvelle-Calédonie. Conclusions : opérer, opérer encore,
opérer toujours.

17° 1891. Dr Peyrot. Deux observations; incision
large. Communication à la Société de Chirurgie.

18° 1891. *Archives de Médecine navale.* — Dr Cauvy.
Observations de dysenterie et d'hépatite suppurée;
ouverture par la méthode de Little; guérison.

19° 1891. D^r Ch. Monod. Traitement des abcès du
foie par l'incision. Deux observations. Société de Chirurgie, 30 décembre 1891.

20° *Archives de Médecine navale.* — Dr Clarac. Observations d'abcès du foie recueillies dans les hôpitaux
de la Martinique.

21° 1892. Dr Fontan. Grands abcès du foie; curettage.
Société de Chirurgie de Paris, séance du 27 juillet.

22° 1892. Dr Tuffier. Abcès du foie; hépatotomie.
Société de Chirurgie de Paris, séance du 12 novembre.

Je n'ai groupé ici que les observations françaises,
j'aurai pu en relever à l'étranger un nombre encore
plus considérable.

Je ne m'occuperai pas des qualités du pus hépatique, des recherches bactériologiques faites par Gen-
nes et Kirmisson, par Kartulis, par Veillon; pas plus
que des conclusions du Dr Peyrot, rapportant l'inno-
cuité de la méthode de Stromeyer-Little à l'absence
des microbes pyogènes causant habituellement les

accidents septiques (Société de Chirurgie de Paris, 7 janvier 1891); d'où cette déduction : l'ouverture large des abcès du foie ne devra être pratiquée que lorsqu'on aura constaté dans le pus l'absence de microbes.

Je n'insisterai pas non plus sur toutes les divergences relatives à la technique opératoire : opération en un seul ou en deux temps (Robert); incision couche par couche ou ponction et large incision divisant d'emblée tous les tissus jusqu'au foyer.

Je ne discuterai pas l'opportunité ou la non-utilité des lavages répétés (ils sont favorables, dit Mabboux; ils sont nuisibles, d'après Grémillon) et non plus celle du curettage.

Me basant sur les résultats relevés dans les nombreuses observations recueillies durant ces dernières années, je crois pouvoir répéter que : l'ouverture large des abcès hépatiques fermés est, comme celle de toute autre collection purulente, passée à l'état d'*axiome*.

Cette pratique doit-elle être étendue aux abcès qui se sont déjà fait jour dans les bronches? Il me semble qu'à leur sujet, l'entente des praticiens n'est pas encore entièrement faite.

Laissant de côté les travaux antérieurs à 1888, je m'arrête à la thèse du Dr Brossier; il n'accepte l'intervention que dans les cas extrêmes, lorsque le traitement médical et les ponctions sont restées impuissantes.

Le Dr Grémillon (1889) est plus affirmatif; à aucune période de la maladie, il n'y a contre-indication à l'opération de Little; en effet, dit-il, si l'ouverture de l'abcès du foie dans les bronches a été considérée comme une terminaison favorable, il n'en est pas moins établi que la moitié des cas où le pus se fit jour dans les bronches s'est terminé par la mort; tandis que la mortalité de la méthode de Little est de 16 °/₀; et il est également certain que lorsque le malade survit à l'expectoration de l'abcès, c'est au prix de longues souffrances.

Au Congrès de Marseille de 1891, le Dʳ Boinet nous apprend que « l'on compte 71 faits de communication de la plèvre avec le foyer hépatique; 89 observations de lésions pulmonaires concomitantes et 65 d'ouverture par les bronches.

Lorsque l'abcès communique avec les plèvres, les bronches et les clapiers sous-cutanés, l'intervention opératoire ne donne guère de bons résultats; en pareil cas, l'incision large avec résection costale aurait pu être dirigée contre la collection purulente du foie et de la plèvre; ce fait montre la nécessité de faire vite le diagnostic de l'abcès du foie et d'opérer hâtivement par la méthode de Little. » *(Revue de Chirurgie.)*

Le Dʳ Legrand, insistant *(loc. cit.)* sur la nécessité de l'intervention chirurgicale dans le traitement de l'hépatite, pose la question suivante : Doit-on opérer les abcès ouverts spontanément soit dans les intestins, soit dans les poumons, soit à l'extérieur?

Il est certain, dit-il, que la migration du pus dans l'intestin peut amener la guérison dans certains cas et que l'on comprend assez bien la tendance que l'on a eu à essayer ce moyen de salut. Combien, cependant, doit être limitée la confiance du médecin traitant dans l'ouverture spontanée!

Dans 133 observations, on a noté 22 fois l'ouverture spontanée; 14 fois elle a eu lieu dans les bronches; 8 fois dans l'intestin. Pour les premiers, on compte trois terminaisons heureuses et l'une d'elles a trait à un petit abcès expectoré en un jour ou deux; on voit donc combien est précaire le concours apporté par la nature.

Et il conclut, en disant : Nous n'hésiterions pas à l'avenir, dans le cas de pus nettement collecté, filtrant à travers les bronches ou l'intestin, à agir activement.

La détermination de M. Legrand me paraît entièrement justifiée par le résultat de mon intervention dans deux cas d'abcès du foie ouverts dans la poitrine.

Je vous demande la permission de vous communiquer *in extenso* ces deux observations; elles sont très instructives.

OBSERVATION I.

J'ai reçu dans mon service, le 16 novembre 1890, le nommé F..., maréchal-des-logis d'artillerie de marine, âgé de vingt-huit ans. Arrivé au Soudan en septembre 1889, F... fut atteint à Kita, au mois de mars 1890, d'une dysenterie qui dura un mois.

En juin, des douleurs violentes se localisèrent dans la région du foie; elles furent combattues, à trois reprises, par des applications de sangsues et par des vésicatoires.

Pendant le mois d'août, elles s'étendirent à l'épaule droite, aux régions dorsale et lombaire du même côté.

L'apparition d'une tumeur, développée dans l'hypocondre, décida l'envoi de ce sous-officier à Saint-Louis, puis son hospitalisation à Dakar (22 octobre).

Le 7 novembre survinrent d'abondants vomissements purulents, auxquels succédèrent une expectoration continue de crachats de même nature; la tumeur disparut, mais l'état général s'altéra profondément; les selles, non diarrhéiques, se maintinrent normales.

Le jour de l'entrée à l'hôpital de Bordeaux, l'anémie

était poussée au dernier degré ; la décoloration des tissus, l'affaiblissement général extrême, l'expectoration incessante de couleur chocolat, accusaient une lésion grave du foie.

L'exploration de cet organe indique cependant des dimensions normales ; il n'existe en avant ni voussure ni matité exagérée.

En arrière, on constate la présence d'une tuméfaction étendue de la sixième côte aux dernières fausses côtes, occupant en largeur l'espace compris entre la ligne axillaire et une ligne passant par l'angle inférieur de l'omoplate.

A ce niveau, la pression est douloureuse, la palpation rencontre de l'empâtement dans les deux tiers supérieurs et une sensation assez vague de fluctuation à la partie inférieure.

Cette région est mate et occupée par des frottements pleurétiques vers la limite supérieure. Les vibrations thoraciques sont nettement perçues, des râles bulleux s'entendent dans toute la poitrine.

Bien que la température s'élève tous les soirs à 38°, l'appétit est encore assez bien conservé.

Le 22 novembre, voyant que l'état de F... s'aggrave, je le décide à se laisser opérer.

Chloroformisation ; précautions antiseptiques. Une ponction, faite au bistouri sur le bord supérieur de la neuvième côte, livre passage à une faible quantité de pus grisâtre ; l'incision est agrandie aux ciseaux dans l'étendue de dix centimètres.

Les côtes, dépouillées en partie de leur périoste, présentent des bords irréguliers ; le huitième espace intercostal est élargi.

L'index pénètre librement dans une double cavité ; l'une est comprise entre la paroi thoracique, le poumon et le diaphragme auquel adhère cet organe ; l'autre, dans laquelle donne accès un orifice aux bords rigides percé dans le diaphragme, est creusée dans le foie.

Il s'en échappe un flot de pus crémeux, mélangé de matières partie grisâtre, partie lie de vin.

Des lavages à l'eau boriquée sont continués jusqu'à ce qu'ils n'entraînent plus ni pus ni fragments de tissu hépatique nécrosé que le doigt a cherché à détacher. Dans les efforts de toux, le liquide est rejeté à distance avec un bruit qui accuse le passage de l'air du poumon dans la cavité.

Le drainage est assuré à l'aide de deux gros tubes, passant l'un à travers le diaphragme dans le foyer hépatique; l'autre, dans la cavité costo-pulmonaire, fixés entre eux par une épingle de sûreté et à la peau par un crin de Florence.

Un pansement humide au sublimé recouvre la plaie et une épaisse couche d'ouate enveloppe tout le tronc.

Dans la journée, le malade, affaissé, sommeille, prend du bouillon, du lait, du vin de Banyuls et du thé alcoolisé. La température est de 37°. Pas d'expectoration.

Le 23. — Nuit bonne, l'opéré demande à manger. Le pansement sali est changé.

Le 24. — Nuit mauvaise; le malade est énervé, se plaint; il n'a rendu que 200 grammes d'urine boueuse. Le pansement n'est levé que dans la soirée, je suis obligé de raccourcir les drains de trois centimètres.

Le 25. — Nuit rendue calme par 10 centigrammes d'opium; pas d'expectoration; pas de selle depuis l'opération; très peu d'urine. Les drains ont été chassés dans le pansement; celui qui draine le foie est seul replacé.

Le 26 et jours suivants. — Fonctions normales ni toux ni expectoration.

Le 30. — Écoulement toujours abondant; le gros drain, mal supporté, est remplacé par un autre de plus petit calibre.

Le 8 décembre. — L'introduction du drain provoque une douleur qui persiste longtemps après le pansement et le malade adopte le décubitus abdominal.

Le 9 et jours suivants. — Plus de douleurs; le drain est fixé dans la cavité.

Le 16. — La suppuration est toujours assez abondante, mais elle n'est plus colorée en rouge; la plaie tend à la cicatrisation, bien que les lèvres restent décolorées; le drain, qui a été diminué progressivement, pénètre difficilement. L'état général est fort amélioré, bien que l'anémie persiste.

Dans la nuit du 25 au 26. — Expectoration de deux crachats hépatiques. Malaise général; urines rares, fortement chargées. Je rapporte ces accidents à la rétention du pus et j'assure le drainage du foyer.

Le 27 et jours suivants. — Crème hépatique, abondante sur le pansement. Amélioration sensible.

Rien à noter en *janvier;* la diète lactée, qui a été tentée à plusieurs reprises, est péniblement supportée, à mon grand regret.

Les 25 et 26 janvier. — Encore un crachat teinté.

Le 1ᵉʳ février. — Le malade a repris des forces; la diarrhée a disparu depuis le 15 janvier; la suppuration devient négligeable.

Le 9. — L'appétit, l'embonpoint se prononcent; la toux, l'expectoration sont supprimées; l'urination est normale

Je signe l'exeat réclamé par le malade, qui déclare ne pouvoir plus supporter le séjour de l'hôpital.

Localement, le pansement, renouvelé tous les jours, est taché par du pus rougeâtre, mais en très faible proportion.

Le 3 et le 20 mars. — J'ai reçu des nouvelles de F...; le voyage a été assez bien supporté, mais la fièvre a reparu ainsi que l'expectoration hépatique.

Du 10 au 18 mars. — Des lavages sont chaque jour faits dans le foie et l'amélioration survient aussitôt.

Le 7 avril. — Une lettre m'annonce la cicatrisation de la plaie opératoire.

Le 24. — Le rétablissement est si complet que le malade a entièrement oublié ses souffrances. La guérison m'a été de nouveau confirmée en janvier 1893.

OBSERVATION II.

Le nommé G..., âgé de vingt-sept ans, deuxième soldat, clairon au 6e régiment d'infanterie de marine, entre à l'Hôpital militaire de Bordeaux le 23 octobre 1892.

Cet homme n'avait jamais été malade ni en France ni au Tonkin, où il a fait un séjour de trois ans.

Arrivé au Sénégal en octobre 1891, il est, vers la fin de juin 1892, dirigé sur le poste de Madam établi sur le Haut-Fleuve; il y fut atteint de dysenterie légère et, le 14 juillet, de malaise général avec perte d'appétit; cinq jours plus tard, il ressentit dans tout le foie, mais plus particulièrement en un point situé sur le milieu d'une ligne reliant le mamelon à l'appendice xyphoïde, des douleurs violentes avec irradiations vers l'épaule.

Évacué sur l'ambulance de Potor, établie sur un ponton au milieu du fleuve, il y séjourne un mois et, tandis que les douleurs disparaissent, que l'appétit renaît, l'hypocondre droit augmente de volume; la fièvre survient, le malade s'affaiblit et s'anémie rapidement.

Le 20 août, se déclare une très abondante expectoration de crachats bruns, d'odeur fétide, de goût infect; la tuméfaction diminue.

G... est alors dirigé sur l'hôpital de Saint-Louis. Là, il se sent mieux, mais une nouvelle atteinte de dysenterie vient augmenter la débilitation générale; la fièvre augmente, variant de 38° à 39°5.

Après quelques jours d'accalmie, on l'envoie à Dakar; il y passe, à l'hôpital, du 7 septembre au 14 octobre; il est rapatrié à cette date. La traversée est très pénible ; après des excès d'alimentation, l'expectoration devient plus abondante ; G... s'alite jusqu'à son arrivée à Bordeaux ; on le transporte à l'hôpital le 23 octobre.

L'anémie est profonde, marquée par la décoloration des tissus, par la perte des cheveux ; l'amaigrissement est effrayant et cependant le malade mange, il n'a pas de diarrhée ; peu de température (37°5). La toux est si constante qu'il ne peut, un seul instant, supporter le décubitus dorsal ; jour et nuit, assis à demi, il expectore des crachats formés de pus hépatique.

La rate ne paraît pas augmentée de volume, mais il n'en est pas de même du foie ; la matité remonte en arrière jusque près de l'angle inférieur de l'omoplate ; l'auscultation révèle dans toute la poitrine de gros râles et une respiration supplémentaire.

En avant, la matité remonte à deux centimètres au-dessous du mamelon ; elle dépasse très peu le rebord des fausses côtes.

La percussion produit dans le cinquième espace intercostal, à égale distance du sternum et du mamelon, un bruit hydroaérique et, de temps en temps, on perçoit en ce point à l'auscultation un gros gargouillement.

Le diagnostic n'était pas douteux ; G... était porteur d'un abcès du foie qui, le 20 août, s'était ouvert dans le poumon.

L'état du malade s'aggravant de jour en jour, l'intervention réclamée, fut pratiquée le *5 novembre* sous chloroforme.

La région hépatique, soigneusement aseptisée, un trocart n° 2 Potain fut plongé dans le cinquième espace intercostal, en dedans de la ligne mammaire ; enfoncé jusqu'à la garde, il ne donna qu'une ou deux gouttes de sang. L'instrument fut alors porté dans le quatrième espace intercostal et rencontra très profondément une collection purulente ; une incision de huit centimètres fut aussitôt tracée sur la cinquième côte, divisant les tissus couche par couche; l'ouverture de la cage thoracique fut marquée par un sifflement prolongé et par le refoulement momentané du poumon, suivi d'efforts de toux pendant lesquels cet organe se précipitait vers l'espace intercostal.

L'index gauche, en le refoulant, reconnut des adhérences qui le reliaient au diaphragme, mais en aucun point il ne put rencontrer la sensation donnée par un foyer purulent.

Ne voulant pas agir en aveugle, je fis deux incisions perpendiculaires aux extrémités de la première, formant un large lambeau de parties molles; je réséquai la cinquième côte, dans l'étendue de cinq centimètres environ.

Malgré la large ouverture ainsi formée, je ne découvris pas le foyer; je le cherchai de nouveau au trocart; j'incisai le diaphragme en côtoyant les adhérences pulmonaires et, après avoir sectionné une épaisse couche de tissu hépatique, j'ouvris l'abcès; il s'en échappa, avec une violence causée par les efforts de toux, du pus, de la bouillie hépatique en grande quantité; la cavité énorme occupait le bord postéro-supérieur du lobe droit.

Un lavage au sublimé au $\frac{1}{2000}$ la détergea; deux tubes accolés et fixés aux lèvres de la plaie, réunie en partie, assurèrent le drainage et permirent un deuxième lavage à l'eau bouillie et boriquée, ayant pour but d'entraîner l'excès de sublimé.

Pendant l'application d'un large pansement antiseptique, le malade continue à dormir, il paraît refroidi, son pouls est à 64. Transporté dans son lit, il y est réchauffé. Prescription : champagne, thé alcoolisé, lait.

Le 6. — Nuit agitée; température, 36°8; pas de toux; pas d'expectoration; selles diarrhéiques nombreuses entraînant le déplacement du pansement qui est renouvelé, bien qu'il soit peu souillé. Prescription : lait, champagne, opium.

Le 7. — Nuit bonne; température, 37°2. Le malade se sent mieux.

Le 8. — Diarrhée persistante. Prescription : bismuth opiacé, lait.

Le 9. — Suppression de quinze millimètres de tube.

Le 10. — Section du crin qui les fixait à la paroi.

Le 11. — Le pansement, taché de pus sanglant, est renouvelé; les tubes sont raccourcis. Le malade ne veut plus de lait; il réclame du boudin, des saucisses, du vin.

Le 12. — L'amaigrissement paraît s'accentuer davantage; G... est un véritable squelette et cependant sa vitalité se réveille. Depuis l'opération, il n'a plus expectoré un seul crachat teinté; il ne tousse plus, mais les selles sont encore diarrhéiques.

Le 14. — Écoulement assez considérable de pus.

Le 15 et jours suivants. — G... devient très exigeant, réclame des aliments qui ne peuvent lui être accordés, il ne peut comprendre l'utilité du régime lacté.

Le 19. — Il prend froid, contracte une bronchite et pendant quelques jours la température dépasse la normale.

Le 27. — Pendant le pansement, tandis que l'épingle qui relie les deux tubes est enlevée pour permettre de les sectionner, une quinte de toux se déclare; l'un des deux tubes, le plus court, mesurant cinq centimètres environ, est aspiré et disparaît dans la cage thoracique; je n'ai pu le retrouver ni dans mes recherches immédiates ni dans celles que je renouvelai le surlendemain.

Le rétablissement s'est fait graduellement.

Le 10 décembre. — Le second drain est supprimé; le malade se lève, mange énormément, commence à prendre un peu d'embonpoint.

Mais le *19 janvier*, il reste trop longtemps exposé au froid, est pris de fièvre, tousse; la poitrine est remplie de râles sibilants.

Le 23. — Du pus sort en abondance de la plaie qui ne laissait plus passer qu'une sonde cannelée.

Ces accidents, qui faisaient craindre une pleurésie

purulente, disparaissent rapidement. G... demande avec instance à partir.

Le 7 février. — Il sort. Je note un suintement négligeable, de la submatité occupant la partie inférieure du thorax, s'élevant un peu plus latéralement; la respiration est normale dans toute la hauteur. La mensuration du thorax, au niveau des mamelons, accuse une rétraction de deux centimètres à droite.

G... est guéri ([1]).

Lorsque ce malade est entré dans mon service, je comptais ouvrir la cage thoracique en arrière, en raison de l'étendue de la matité; mais me laissant guider par la persistance de la douleur en avant, par la présence du son hydroaérique et du gargouillement, j'ai incisé en avant; la nécessité d'agir à ciel ouvert, m'a fait réséquer une partie de la cinquième côte; l'intervention a été favorable; pas un seul moment d'élévation thermique; retour d'un appétit que je ne pouvais modérer et qui entretenait peut-être la diarrhée que j'avais cru provoquée le premier jour par le lavage au sublimé.

Par ses imprudences, G... a failli compromettre la guérison, il a retardé sa convalescence.

Si je compare ces deux observations recueillies à près de deux ans d'intervalle, je rencontre dans le premier cas :

a. L'indication précise du siège de l'intervention dans le point où le pus tendait à se créer une issue cutanée, après avoir érodé trois côtes que j'ai été sur le point de réséquer; j'avoue que le regret de ne

_____

([1]) Revu le 10 avril, G... a pris un embonpoint qui le rend méconnaissable, il ne se ressent plus de l'atteinte grave qu'il a subie.

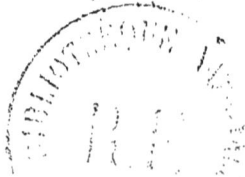

l'avoir pas fait m'a poursuivi pendant quelques jours;
la guérison a justifié ma réserve.

b. Un abcès hépatique qui s'est fait jour d'abord
dans les poumons et plus tard dans la plèvre.

c. Deux cavités : l'une dans le foie; l'autre thoracique, limitée par des adhérences pleurales.

Dans le second cas, l'ouverture de l'abcès ne s'est
faite que dans les bronches; les adhérences pleurétiques se sont limitées à la base du poumon.

Le siège de l'intervention était ainsi moins précis;
j'ai indiqué plus haut les raisons qui m'ont fait re-
noncer à l'attaquer par la région postérieure et qui
ont guidé en avant mon bistouri.

Je n'ai pas fait de curettage proprement dit, le doigt
m'a suffi dans les deux cas à déterger les parois; j'ai
lavé le premier abcès à l'eau bouillie et boriquée et le
second d'abord au sublimé, ensuite à l'eau boriquée
bouillie.

Aurait-il mieux valu renouveler ces lavages? J'ai
été tenté de le faire chez mon premier malade, alors
que l'expectoration s'est montrée de nouveau purulente; mais je me souvenais que dans les cas d'em-
pyème, les lavages réitérés m'avaient semblé ajourner
la guérison de mes malades; je me suis donc contenté
de laver la cavité hépatique immédiatement après son
évacuation. J'ai peut-être eu tort dans le premier cas.

Je rappellerai l'incident survenu dans le second cas;
l'aspiration d'un fragment de tube à drainage dans la
plèvre. Aucun accident ne s'étant montré, j'ai compté
sur son enkystement et je n'ai pas cru devoir renouveler mes recherches.

Conclusions.

M'appuyant sur ces deux succès; remarquant que, du moment où le pus a trouvé à l'extérieur une large issue, la toux, l'expectoration ont cessé définitivement chez le second malade, pendant longtemps chez le premier, et que la présence renouvelée de crachats purulents doit être rapportée soit à l'insuffisance du drainage, soit à l'ouverture d'un abcès de voisinage dans la cavité déjà drainée; rappelant que le rétablissement du premier opéré est si parfait, qu'il ne se souvient plus de sa longue maladie; que celui du second est également assuré; ne suis-je pas autorisé à affirmer que, dans les cas d'hépatite purulente où l'opération de Stromeyer-Little n'aura pu devancer l'ouverture de l'abcès dans les poumons, il n'y a pas lieu d'hésiter à ouvrir la cage thoracique?

Les indications fournies par chaque cas fixeront le siège de l'incision; on cherchera l'abcès au trocart, on divisera les parties molles largement, on ne réséquera les côtes que si leur suppression est jugée indispensable.

On divisera le diaphragme, si déjà il n'est pas perforé, au point d'insertion des adhérences pulmonaires; on pratiquera un ou plusieurs lavages, suivant les suites de l'intervention.

En résumé, tout abcès hépatique est soumis aux règles de la thérapeutique chirurgicale de tous les autres abcès : *ouverture large, drainage, antisepsie avant et après l'intervention.*

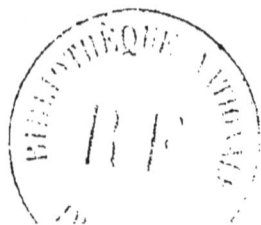

Bordeaux.—Imp. G. Gounouilhou, rue Guiraude, 11.

www.ingramcontent.com/pod-product-compliance
Lightning Source LLC
Chambersburg PA
CBHW070211200326
41520CB00018B/5594